I0070485

DÉPÔT LÉGAL
1563
71

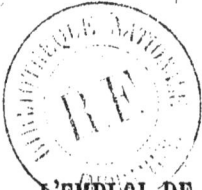

ÉTUDE

SUR

L'EMPLOI DE L'EAU MINÉRO-ARSENICALE

DE LA

SOURCE DE SALIES

(Bagnères-de-Bigorre)

DANS LE TRAITEMENT

DE

QUELQUES MALADIES INTERNES

Par le Docteur L. CARRÈRE.

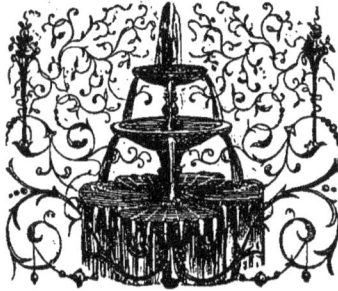

AUCH.

IMPRIMERIE ET LITHOGRAPHIE DE FÉLIX FOIX, RUE BALGUERIE.

—

1871.

T' 163
I° 1591

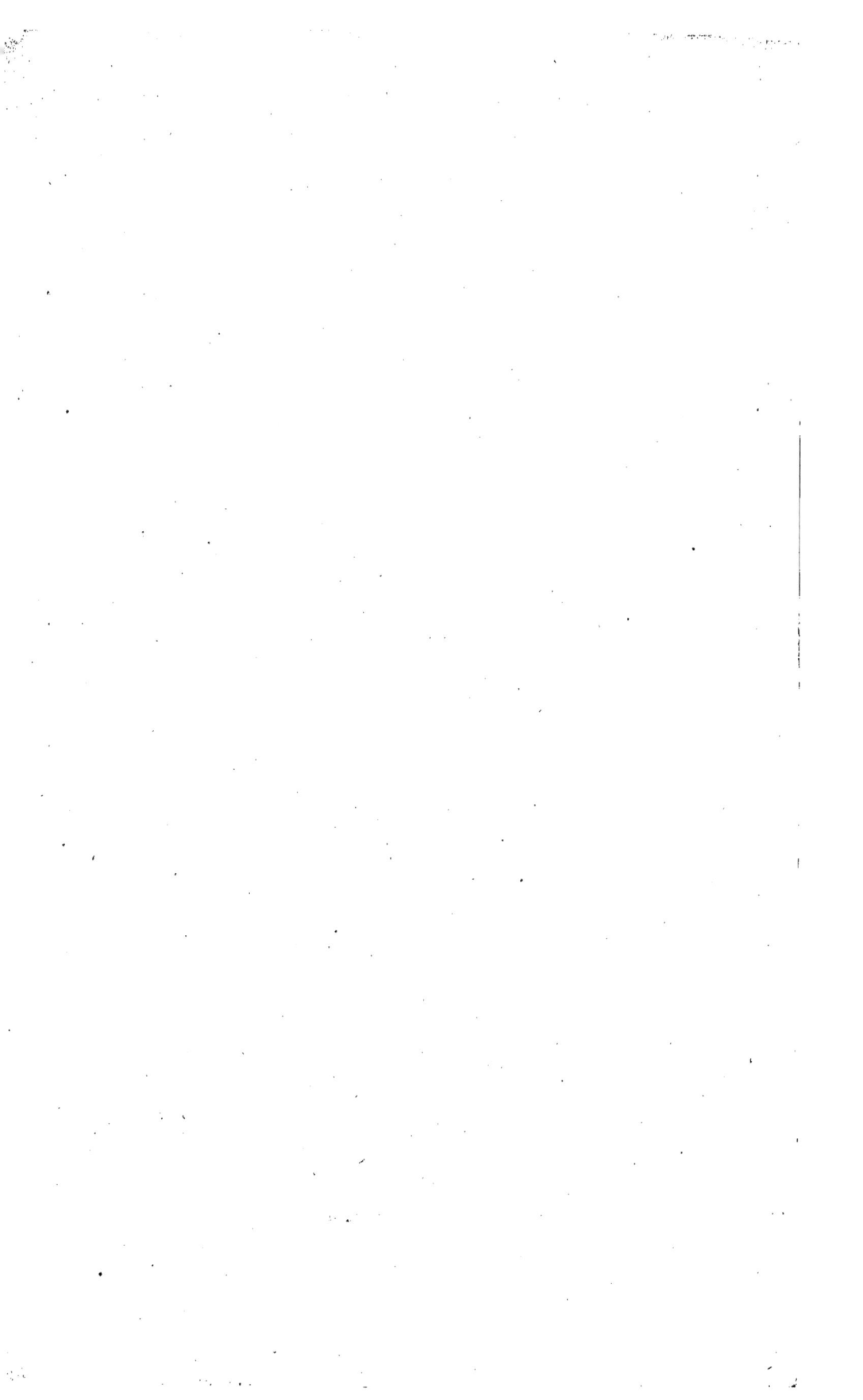

ÉTUDE

SUR

L'EMPLOI DE L'EAU MINÉRO-ARSENICALE

DE LA

SOURCE DE SALIES

(Bagnères-de-Bigorre)

DANS LE TRAITEMENT

DE

QUELQUES MALADIES INTERNES.

L'emploi que l'on fait aujourd'hui, en thérapeutique, de l'arsenic et de ses divers composés aurait dû, ce semble, engager les médecins attachés aux établissements thermaux à étudier les effets des *Eaux minéro-arsenicales*, dans les maladies que l'on combat à l'aide de ce médicament.

. Et néanmoins, rien de spécial n'a encore été fait à ce sujet. On s'est contenté, dans quelques écrits récents, d'indiquer, d'une manière générale, que des résultats obtenus par l'usage de certaines Eaux, et dont on ne se rendait guère compte, pouvaient être expliqués par la présence de l'arsenic dans ces mêmes Eaux. Mais, de là à indiquer l'usage à faire des sources arsenicales, dans les maladies où l'arsenic est employé, la distance était grande ; et ce travail reste à tracer d'une manière à peu près complète.

Nous avons pensé, qu'il y avait un grand intérêt médical à ouvrir, dans ce sens, une voie à de nouvelles recherches; et, pour ce motif, nous désirons appeler l'attention sur une source spéciale à Bagnères-de-Bigorre, qui généralement est trop peu connue. Pourtant, elle devrait, ce nous semble, occuper, à un certain point de vue, le premier rang entre toutes celles que la nature a prodiguées dans les stations thermales des Pyrénées.

Cette source est celle de Salies. Elle n'a été le sujet d'aucun travail spécial, malgré son importance; c'est à peine si les médecins eux-mêmes, qui ont écrit sur Bagnères, lui ont consacré quelques phrases. Sa réputation est cependant des plus anciennes, puisqu'elle se rattache à la période romaine; les restes des belles piscines qu'elle servait à alimenter, et que l'on a découverts aux environs, attestent toute la confiance qu'elle avait inspirée aux conquérants des Gaules. La tradition a précieusement conservé, depuis ces temps reculés, le souvenir des bons effets obtenus par ses Eaux; et les malades ont toujours continué d'en faire usage, guidés beaucoup plus par les traditions vulgaires que par les conseils de la médecine.

On pourrait, jusqu'à un certain point, s'expliquer l'indifférence du public médical pour cette source, à l'époque où la chimie, encore dans l'enfance, était impuissante à analyser les éléments de sa composition. Mais depuis qu'on a constaté qu'elle est spécialement minéralisée par l'arsenic, il y a lieu d'être surpris qu'elle n'ait pas été signalée jusqu'à présent à ce dernier point de vue.

Il faut reconnaître, sans doute, que sa composition générale ne s'éloigne pas beaucoup de celle des autres Eaux salines de Bagnères-de-Bigorre. Elle contient, en effet, comme celles-ci, une certaine proportion de sels neutres, des chlorures, des phosphates, du fer, etc.; mais l'élément qui la caractérise est l'*arsenic*, sous la forme de l'*arseniate de soude,* et au poids de $0^k,0013$ de ce sel par litre d'eau.

Les cas pathologiques soumis à l'action de l'arsenic sont nombreux; et ce médicament a reconquis, depuis quelques années, en médecine, une place des plus importantes. Nous voulons, par ce travail, étudier l'usage que l'on pourrait faire de la source arsenicale de Salies, dans les affections où l'emploi de cet agent thérapeutique est déjà reconnu efficace.

Dans un précédent travail, nous avons signalé cette source comme pouvant faire aux Eaux de Baréges une sérieuse concurrence pour le traitement de certaines affections externes et des plaies produites par les armes à feu en particulier. Nous voudrions, aujourd'hui, chercher à établir qu'elle pourrait remplacer avantageusement les Eaux sulfureuses qui sont usitées dans le traitement de quelques autres maladies, telles que les *affections pulmonaires*, notamment la *phthisie*; les *manifestations dartreuses, scrofuleuses* et *syphilitiques*.

I.

Une des maladies les plus cruelles que la médecine ait à combattre est la phthisie pulmonaire. Le découragement témoigné par les médecins, toutes les fois qu'ils rencontraient des signes certains de tuberculisation pulmonaire, les avait amenés à ne plus croire à l'efficacité d'aucun traitement, dans une maladie dont la marche leur paraissait toujours fatale. Ajoutons qu'une foule de médications, tour à tour vantées, n'avaient jamais procuré que des mécomptes.

La médication arsenicale, préconisée à différentes reprises, avait fini, comme les autres, par tomber en discrédit, parce que on ne la considérait, elle aussi, que comme un moyen de ralentir la marche de la phthisie.

Quelques Eaux sulfureuses semblaient seules jouir du privilége d'exercer une influence mieux autorisée sur cette maladie, dans quelques-unes de ses formes, et à certaines périodes de son évolution. Aussi, à chaque saison thermale, les médecins s'empressent-ils d'envoyer leurs phthisiques à ces sortes de sources.

Mais, depuis quelques années, l'arsenic semble, de nouveau, pris en sérieuse considération, appelé même à occuper le premier rang parmi les moyens thérapeutiques employés contre la tuberculose pulmonaire. De nombreux travaux publiés sur cette question font espérer que la médecine aura définitivement trouvé, dans ce médicament, une arme puissante pour combattre une maladie qui, le plus souvent, se joue de tous ses efforts.

Néanmoins, malgré tout ce qui a été écrit sur ce sujet, la question est loin d'être épuisée. Aussi nous a-t-il semblé, qu'entr'autres lacunes, il y aurait à signaler les bons effets que l'on est en droit d'attendre de l'emploi des Eaux thermales arsenicales dans le traitement de la phthisie.

Et c'est surtout en présence des résultats avantageux déjà obtenus au moyen de l'arsenic, contre les manifestations tuberculeuses, qu'il est opportun d'appeler l'attention des médecins sur l'usage à faire des Eaux arsenicales, dans les cas de cette nature.

Or, la source de Salies se prête mieux qu'aucune autre de ce genre à l'étude de cette médication.

En effet, sa situation dans un établissement thermal des Pyrénées permettrait de mieux comparer l'action de l'élément médical qui la caractérise avec celle des sources sulfureuses, ses voisines, qui sont, parfois, avantageusement usitées dans le traitement de la maladie dont nous parlons. En outre, le climat de Bagnères-de-Bigorre, plus tempéré et beaucoup moins sujet aux variations extrêmes de l'atmosphère, offrirait un avantage précieux à des malades dont les poumons sont si impressionnables. Enfin, la haute température et l'extrême abondance de cette source pourraient la faire utiliser en douches, bains et autres modes balnéothérapiques usités en pareils cas.

Notre opinion sur les résultats à espérer de l'usage des Eaux de la source arsenicale de Salies sera justifiée, pensons-nous, lorsque nous aurons rappelé les bons effets obtenus jusqu'ici à l'aide de l'arsenic dans les affections que nous avons indiquées.

Les anciens, à commencer par Dioscoride, préconisaient les préparations arsenicales données à l'intérieur, et aussi en fumigations dans le traitement des maladies chroniques du larynx et de la poitrine. Mais à toutes les époques de la médecine, ce médicament, qui a si souvent effrayé les malades et les médecins, fut tour à tour repris et abandonné.

Dans leur traité de thérapeutique, MM. Trousseau et Pidoux, étudiant l'action de l'arsenic employé contre la phthisie, écrivaient en 1851 : « Chez les phthisiques, nous avons ob-
» tenu, non pas des guérisons, mais tout au moins une sus-
» pension des accidents fort extraordinaires, dans une maladie
» dont rien ne *retarde la marche fatale*. Nous avons vu la
» diarrhée se modérer, la fièvre hectique diminuer, la toux de-
» venir moins fréquente, l'expectoration prendre un meilleur
» caractère; *mais nous n'avons pas guéri* (1). »

Depuis que ces lignes ont été écrites, les idées de leurs auteurs et des autres médecins ont considérablement changé relativement à la curabilité de la phthisie pulmonaire; et aujourd'hui, il n'est peut-être pas de praticien qui n'ait été témoin de quelque cas de guérison. On s'étonne donc, à bon droit, qu'en présence des demi-succès obtenus à l'aide de l'arsenic, aux époques antérieures, et signalés par une foule d'auteurs, aucun praticien n'eût encore définitivement encouragé l'usage d'un médicament qui, dans une maladie aussi grave, laissait entrevoir quelque espérance.

Il faut, en effet, remonter à douze ans à peine pour rencontrer un esprit investigateur dont les travaux sur la médication arsenicale devaient plus spécialement la remettre en honneur : c'est le docteur Cahen, médecin de l'hôpital israélite de Paris, qui, le premier, a eu le mérite de vulgariser l'emploi de l'arsenic dans le traitement de la phthisie.

Dès que cet habile praticien eut fait connaître le résultat

---

(1) Trousseau et Pidoux, *Traité de thérapeutique et de matière médicale,* 4e édition, article arsenic, page 266.

de ses observations, bon nombre de médecins essayèrent de
l'arsenic; et les succès obtenus ont été successivement plus
considérables qu'on n'avait osé l'espérer. Les travaux auxquels
a donné lieu cette question sont trop nombreux pour que nous
puissions les passer tous en revue; nous en citerons quelques-
uns des plus remarquables.

En 1863, le docteur Charrier, chef de clinique de la Faculté
de Paris, publiait une note sur l'emploi de l'arsenic dans les
maladies chroniques des voies respiratoires. Entr'autres faits,
il rapportait celui d'une phthisie laryngée traitée par ce médicament. L'auteur, qui ne croyait pas à la curabilité de la
phthisie, terminait ainsi son observation : « Nous n'avons pas
» la prétention de guérir les maladies incurables. Mais c'est
» déjà un résultat considérable que l'arrêt de la maladie, la
» suppression des symptômes graves, le retour à une appa-
» rence de santé, toutes choses que l'huile de foie de morue
» n'avait pu nous donner, et que nous croyons pouvoir attri-
» buer à l'arsenic (1). »

En 1867, le professeur Gueneau de Mussy, dans une leçon
faite à l'Hôtel-Dieu, appelait l'attention de ses élèves sur
l'emploi de l'Eau arsenicale de la Bourboule (2) dans certaines phthisies. Il citait plusieurs cas enrayés par cette
médication, principalement celui d'une jeune femme appar-
tenant à une famille de tuberculeux, et présentant elle-même
tous les symptômes de la phthisie au premier degré.
Cette malade, envoyée aux Eaux-Bonnes, en était revenue
plus souffrante. L'usage de l'Eau arsenicale de la Bourboule
répara, au bout de quelques jours, le mal produit par les Eaux
sulfureuses; et il finit par arrêter complètement la maladie.

Après avoir fait l'histoire de plusieurs malades, traités

---

(1) Note sur l'emploi de l'arséniate de fer et de soude dans les maladies chroniques des voies respiratoires, par le docteur Charrier, *Bulletin de thérapeutique*,
tome 64, page 535.

(2) La Bourboule, source située à une petite distance du mont Dore.

dé la même façon, soit à l'hôpital, soit dans sa clientelle,
le savant professeur ajoutait : « Pas plus que les autres
» médications opposées à la phthisie, l'Eau arsenicale de la
» Bourboule ne peut espérer des succès constants. Mais je
» serai bien heureux si l'expérience confirmait les conclusions
» auxquelles semblent conduire ces premiers essais (1). »

Avant d'aller plus loin, qu'il nous soit permis de faire observer
combien ce qui précède est favorable à la thèse que nous sou-
tenons. Les premiers essais des Eaux thermo-arsenicales
contre la phthisie, faits dans un hôpital, au centre d'une grande
ville comme Paris, c'est-à-dire dans les plus mauvaises conditions possibles, ont donné des résultats satisfaisants. N'y
a-t-il pas lieu, dès lors, d'espérer que, prises aux sources
elles-mêmes, aidées dans leur action par les autres modes
balnéaires, et surtout dans de bonnes conditions climatériques,
elles ne réussissent encore mieux? Telle est du moins notre
conviction personnelle, et nous espérons qu'elle sera partagée
par beaucoup de nos confrères, frappés, comme nous, des
résultats obtenus par le traitement arsenical de la phthisie.

En 1868, le docteur Moutard-Martin, médecin de l'hôpital
Beaujon, a lu à l'Académie de médecine, sur l'emploi de l'arsenic dans le traitement de la phthisie pulmonaire, un mémoire qui est le résultat de ses observations personnelles. Ce
travail, consacré à l'étude de la médication arsenicale, sur les
malades de l'hôpital aussi bien que sur ceux de la pratique civile,
constate, d'une manière générale, chez les phthisiques soumis
à l'action de l'arsenic, quel que fût du reste le degré de la
maladie, le réveil de l'appétit, le retour de l'embompoint et
tous les effets observés par les autres expérimentateurs.

L'arsenic, dit l'auteur de ce dernier mémoire, produit souvent les plus heureuses modifications sur l'état des phthisi-

_____

(1) De l'emploi de l'eau de la Bourboule dans certaines formes de phthisie. —
Leçon faite à l'Hôtel-Dieu de Paris par le professeur Gueneau de Mussy, *Bull. de
thérapeutique*, tome 72, page 145.

ques, lorsque la maladie n'est pas trop avancée et qu'elle n'a pas une marche trop rapide. Quelques exemples tendent à prouver qu'il peut guérir.

Voici, du reste, en résumé, les conclusions de M. Moutard-Martin :

« La médication arsenicale a une action très positive sur » la phthisie pulmonaire.

» Dans la phthisie avancée, avec fièvre hectique, l'état » général des malades est souvent modifié d'une manière » favorable, au moins pour un temps qui peut être assez » long.

» Un certain nombre de guérisons doivent être attribuées » à la médication arsenicale, qui serait plus riche en succès » si les malades ne se croyaient pas trop tôt guéris, et s'ils » avaient plus de persévérance (1). »

Nous pourrions multiplier les citations de cette espèce et indiquer encore bon nombre d'écrits publiés dans le même sens. Mais nous terminerons ici cet exposé par le récit d'un fait tiré de notre pratique personnelle.

Au mois de décembre 1868, nous fûmes consulté par un homme de quarante ans environ, exerçant la profession de cordonnier. Il toussait déjà depuis longtemps ; il crachait du sang presque tous les jours et maigrissait d'une manière sensible. A l'auscultation, il fut aisé de constater qu'il existait des tubercules dans toute la partie supérieure du poumon droit. Une douleur permanente dans cette même région fatiguait beaucoup le malade.

Depuis que cet homme était souffrant, il avait pris plusieurs médicaments qui tous étaient restés sans résultat. Nous le soumîmes au traitement par l'arsenic, dont il fit usage pendant trois mois, sans en éprouver le moindre inconvénient. Alors survinrent quelques troubles dans les voies di-

(1) *Bulletin de l'Académie de médecine*, janvier 1868.

gestives; et, à notre grand regret, nous dûmes suspendre un remède dont les bons effets se faisaient déjà sentir.

Après un repos de quelques semaines, la médication fut reprise jusqu'au moment où le malade put se rendre à Cauterets. Un séjour d'un mois à ces Eaux ne modifia pas la maladie d'une manière bien sensible. Les symptômes généraux étaient un peu diminués, mais l'affection locale n'offrait pas de changement notable. L'usage de l'arsenic fut repris presque immédiatement; et, les doses étant ménagées, il put être continué pendant tout l'hiver, même jusqu'à la nouvelle saison des Eaux. Au mois de juin 1870, le malade, qui se trouvait beaucoup mieux sous tous les rapports, fut envoyé à Bagnères-de-Bigorre, pour boire de l'eau de la source arsenicale de Salies. A son retour, nous pûmes constater que l'amélioration avait fait de nouveaux progrès : à tel point que la respiration était presque normale; la toux avait à peu près disparu. Quant aux crachements de sang, ils n'existaient plus depuis une époque déjà assez reculée.

Ainsi donc, sous l'influence de la médication arsenicale seule, continuée pendant près de deux ans, une maladie, qui, pourtant se présentait avec des symptômes graves et alarmants, a été d'abord enrayée dans sa marche, et puis finalement arrêtée d'une manière complète. Depuis bientôt un an, notre malade n'a plus éprouvé aucun des symptômes de l'affection sur laquelle n'avaient eu aucune prise plusieurs médications rationnelles. Nous croyons donc pouvoir affirmer que c'est à l'arsenic qu'est due cette guérison.

Dans ce moment, nous faisons subir le même traitement à deux malades atteintes d'affections graves des voies respiratoires.— L'une de ces malades est une jeune fille, qui, à la suite d'une suppression de menstrues datant de plusieurs mois, offrait tous les caractères de la phthisie à la seconde période : toux incessante, fièvre continue, expectoration de matières sanguinolentes et puriformes, gargouillements dans la fosse sus-épineuse droite, peau chaude et sèche, amaigrissement notable.

L'autre malade, atteinte d'un gros rhume, qui datait de fort loin, deux ans environ, présentait tous les symptômes d'ulcérations au larynx, avec matité et obscurité respiratoire sous les clavicules.

Ces deux malades, que nous avons soumises depuis deux mois à l'usage des préparations arsenicales, ont déjà éprouvé, la première surtout, une modification heureuse dans leur état général. L'affection locale paraît aussi, dans les deux cas, avoir sensiblement diminué d'intensité.

Nous espérons que, si ces deux jeunes filles continuent avec persévérance la médication dont jusqu'ici elles n'ont qu'à se féliciter, elles pourront recouvrer complètement la santé.

On nous dira, peut-être, que ce sont là des cas de phthisies accidentelles, beaucoup plus facilement guérissables. Nous répondrons que, même dans des cas analogues, les autres médications échouent malheureusement trop souvent; et que l'arsenic, n'aurait-il pour lui que des guérisons de cette espèce, il n'en devrait pas moins être considéré comme un agent plus précieux, plus efficace que les autres.

Mais n'avons-nous pas vu que, d'après l'opinion de médecins illustres, il est efficace aussi dans les véritables tuberculoses, dans celles qui dépendent d'un vice constitutionnel? L'utilité de son emploi, toutes les fois que l'on se trouve en présence d'états pathologiques de cette nature, ne saurait donc être contestée.

Après avoir établi les bons effets de l'arsenic dans le traitement de la phthisie, il était intéressant de savoir si ce médicament ne pouvait pas justifier, par un mode d'action particulière, la préférence qui semble devoir lui être accordée. Or, c'est précisément à ce résultat qu'ont abouti bon nombre de recherches entreprises dans ce but.

Il est admis, en thérapeutique, que les médicaments employés pour combattre la phthisie pulmonaire agissent d'une manière générale. Ainsi, leur action est de modifier l'organisme, non pas en agissant sur les parties altérées, et en les détruisant, mais en agissant sur les parties saines, en les maintenant dans l'état de santé, en les empêchant de céder à l'entraînement pathologique général, et en imprimant à toute la constitution une énergie et une vitalité qui doivent l'aider à se débarrasser du produit morbifique.

Or, l'arsenic possède, au moins au même degré que les autres agents, ces propriétés générales. Bien plus, il est doué d'une vertu qui lui est spéciale. Car le rôle qu'il joue dans la curation de la tuberculose pulmonaire est des plus intimes; et son action, en même temps qu'elle se fait ressentir sur l'état général, se porte d'une manière particulière sur le poumon et sur le tubercule lui-même.

Cette intéressante question, que nous ne saurions traiter avec les développements qu'elle comporte, sans sortir du cadre que nous avons dû nous tracer, a été étudiée d'une manière complète par plusieurs médecins, et notamment par MM. les docteurs Cersoy, de Langres, et Ch. Isnard, de Marseille, dont on lira les travaux avec le plus grand intérêt (1).

N'oublions pas surtout les heureux résultats que le professeur Gueneau de Mussy a obtenus par l'emploi des Eaux arsenicales de la Bourboule. Et il nous sera permis, en conclusion des faits mentionnés ci-dessus, d'exprimer le vœu que l'usage de l'Eau arsenicale de la source de Salies, administrée aux phthisiques, à la source même, ne soit pas plus longtemps différé. Que de nombreux essais se fassent donc au plus tôt, pour savoir si l'expérience ne confirmera pas ce que la théorie nous permet d'espérer.

(1) Des effets de l'arsenic dans la phthisie pulmonaire, par le Dr Cersoy, de Langres. — Bull. de thérapeutique, 30 juillet et 30 novembre 1869. — Étude sur la médication arsenicale, par le Dr Ch. Isnard; — brochure in-8°. Marseille, 1868.

La guérison de la phthisie par l'arsenic trouvera, sans doute encore et malgré tout, des praticiens incrédules. Ils ne voudront pas admettre que ce médicament agisse ici avec plus d'efficacité que les autres moyens généralement usités pour combattre cette maladie. Les faits que nous avons cités, et les autorités sur lesquelles nous nous appuyons, nous donnent assurément le droit de plaindre les malheureux phthisiques confiés aux soins de médecins qui persistent dans de telles idées.

Mais, quoi qu'il en soit, si l'heureuse influence des préparations arsenicales dans la phthisie, reste encore un objet de doute pour quelques-uns, il ne saurait en être ainsi en ce qui regarde certaines autres affections des voies respiratoires. Trop de témoignages déposent en faveur de l'arsenic, dans les cas de cette nature, pour qu'il nous semble utile de beaucoup insister.

II

On sait en effet que l'usage de l'arsenic diminue et souvent fait cesser la dyspnée liée à diverses maladies des bronches, à l'emphysème pulmonaire, à l'asthme nerveux, au catarrhe, etc., etc. Mais bien que ces effets ne soient inconnus d'aucun médecin, il ne sera pas hors de propos de rappeler quelques travaux récents publiés à ce sujet.

Ce n'est pas, du reste, seulement dans les traités de pathologie que se trouve indiqué l'heureux emploi des préparations arsenicales contre les affections pulmonaires.

La plupart des docteurs qui ont publié des ouvrages de pathologie interne se contentent de mentionner cette médication, tant son usage est généralement adopté dans les maladies de ce genre. Mais on trouve, soit dans des monographies spéciales, soit dans les journaux publiés en France et à l'Etranger, l'exposé du meilleur mode d'emploi de l'arsenic, et celui des résultats que l'on peut en obtenir.

Le docteur Massart a publié en 1852, sur le traitement par l'arsenic de quelques affections pulmonaires, un Mémoire qui contient une série d'observations dignes du plus grand intérêt. Ce travail a été couronné par l'Académie de médecine de Lyon (1).

Le docteur Wood, de Philadelphie, ayant observé que les affections cutanées se rencontrent ou alternent assez souvent, chez les mêmes sujets, avec des maladies de l'appareil respiratoire, pensa que ce n'était là que deux expressions différentes de ces états constitutionnels que la médecine désigne sous le nom de *diathèses.* Aussi l'efficacité de l'arsenic dans les affections de la peau l'amena à employer cet agent thérapeutique pour combattre les maladies de la muqueuse pulmonaire. Il eut bientôt la satisfaction de voir le succès répondre à ces essais, et il s'empressa de les faire connaître au public médical (2).

Plus tard, des observations publiées par le docteur Craff démontrèrent que les maladies bronchiques, qui résistent trop souvent aux balsamiques, aux résineux ou aux sulfureux, cèdent aux préparations arsenicales. Celles-ci sont, au reste, toujours parfaitement tolérées, lorsqu'elles sont administrées à des doses d'abord minimes, pour suivre une proportion graduée ascendante, pourvu que l'on ait soin de surveiller les voies digestives (3).

Ajoutons que, plus récemment, le docteur Millet, de Tours, a publié, sur le même sujet, un travail assez considérable, et que ses conclusions en faveur de l'arsenic sont les mêmes que celles des auteurs que nous avons déjà cités (4).

Une analyse, même succincte, des mémoires et des observations publiés dans ce sens depuis quelques années, nous en-

(1) Journal de médecine de Lyon. Juin 1852.
(2) Annales de thérapeutique étrangère. Janvier 1862.
(3) Journal des connaissances médicales. Mars 1863.
(4) De l'emploi des préparations arsenicales, par le Dr Millet. Tours 1866.

traînerait beaucoup trop loin; et, d'ailleurs, à quoi bon insister sur des résultats connus de tous, et absolument hors de conteste.

Du reste, on n'ignore pas, non plus, que dans les cas de ce genre, les Eaux arsenicales ont été, et sont encore employées souvent avec succès.

Nous sommes donc autorisé à croire que les Eaux de la source de Salies seraient, à l'occasion, conseillées au moins aussi heureusement que les Eaux sulfureuses des diverses stations pyrénéennes auxquelles on a l'habitude d'adresser les malades atteints des diverses affections dont nous venons de parler.

III.

Si, avant de terminer ce travail, nous passons à l'étude de l'arsenic, employé pour combattre les affections *cutanées*, nous verrons que les médecins dermatologistes sont unanimes à recommander ce médicament contre les maladies de ce genre.

Un des professeurs les plus distingués de l'école de Paris, M. Hardy, médecin de l'hôpital Saint-Louis, qui s'est occupé d'une façon toute particulière des maladies de la peau, recommande l'usage des arsenicaux dans toutes les affections de cette espèce, qu'il range, dans sa classification, sous le nom de *dartres*.

« Les dartres, dit-il, sont des affections de la peau
» constituées par des lésions élémentaires diverses, tendant
» à récidiver, affectant une marche habituellement chronique;
» ne laissant jamais de cicatrices, non contagieuses et sus-
» ceptibles de se transmettre par voie d'hérédité. Les lésions
» élémentaires qui caractérisent les maladies dartreuses sont
» multiples; on rencontre, indifféremment, la vésicule, la
» pustule, la squame, la papule, etc.; il est même rare de

» trouver une manifestation herpétique sans l'association
» intime de plusieurs de ces éléments (1). »

Telle est la définition descriptive que donne des dartres le
savant professeur. Pour lui, ces éruptions, quelle que soit la
forme sous laquelle elles se produisent, dépendent d'un état
général; et à toutes celles qui sont reconnues comme présentant
les caractères énoncés, il prescrit d'opposer la médication
arsenicale.

Aussi, en parlant de leur traitement, et après avoir indiqué
les moyens locaux usités pour aider à les combattre, il ajoute :

« Tout en agissant ainsi sur l'état local, il faut songer à
» altérer en même temps l'état général, et à modifier, s'il est
» possible, la diathèse, cause première de l'éruption. Or, le
» modificateur par excellence, en pareille occurrence, est l'ar-
» senic (2). »

Le docteur Devergie n'est pas moins explicite à cet égard;
aussi écrit-il dans son ouvrage :

« Les préparations arsenicales sont pour le médecin
» dermatologiste une ressource très puissante de médication.
» Elles sont le médicament par excellence pour combattre les
» affections squameuses, *psoriasis, lèpre vulgaire, pityriasis ;*
» elles sont aussi d'une grande ressource dans certaines autres
» formes de maladies cutanées (3). »

Un autre médecin de l'hôpital Saint-Louis écrit également,
dans son ouvrage sur les maladies de la peau :

« Les préparations arsenicales obtiennent journellement de
» grands succès dans les maladies de ce genre. Employées
» depuis longtemps par les Indiens dans le traitement des
» affections lépreuses, singulièrement préconisées par les
» Anglais, elles sont aujourd'hui généralement usitées pour
» combattre les dermatoses (4). »

(1) Leçons sur les affections cutanées dartreuses professées à l'hôpital Saint-Louis,
en 1862, par M. le professeur Hardy, p. 15.
(2) *Hardy*, loc. cit., p. 35.
(3) *Devergie*. Traité pratique des maladies de la peau, p. 100.
(4) *Gibert*, Traité pratique des maladies spéciales de la peau, p. 328.

Ainsi donc les médecins de l'hôpital Saint-Louis, consacré en grande partie aux malades atteints d'affections cutanées, sont unanimes à reconnaître l'efficacité de l'arsenic contre ces maladies.

Tous les journaux de médecine publiés en France et à l'étranger signalent aussi, de leur côté, les bons effets de cette médication dans les maladies de la peau.

N'y a-t-il pas lieu d'être surpris, en présence de tant de faits, que l'on continue d'envoyer *exclusivement* à certaines stations thermales sulfureuses les malades atteints d'affections contre lesquelles on emploie l'arsenic avec tant de succès?

N'avons-nous pas même le droit de croire que les Eaux qui contiennent ce médicament doivent agir au moins aussi efficacement que celles qui sont minéralisées par le soufre?

IV.

Et maintenant qu'est-il besoin de rappeler l'heureux emploi que l'on fait tous les jours de l'arsenic contre les accidents scrofuleux et syphilitiques? Combien de manifestations de ces deux vices du sang qui, après avoir résisté aux médications habituellement employées pour les combattre, cèdent merveilleusement à l'action des préparations arsenicales! Pourquoi donc les sources de cette nature ne devraient-elles pas, même dans ces maladies, donner des résultats aussi satisfaisants que les eaux sulfureuses?

Les faits que nous venons de passer en revue sont connus de tous les médecins. Si donc nous avons autant insisté à ce sujet, c'est pour essayer de faire mieux ressortir cette espèce d'oubli commis à l'endroit des sources minéro-arsenicales, et principalement au préjudice de celle de Salies, à Bagnères-de-Bigorre.

Pour ce qui regarde spécialement la phthisie, à part les essais faits à Paris par le professeur Gueneau de Mussy des Eaux de la Bourboule, nous ne pensons pas que les Eaux minéro-arseni-cales aient été l'objet d'aucune étude suivie en ce même sens.

Et c'est pour ce motif que nous nous sommes fait un devoir d'appeler, avant tout, l'attention sérieuse du public médical sur cette question.

Qu'il nous soit donc permis, à ce nouveau point de vue, de recommander avec instance la source de Salies à toute la sollicitude de l'administration municipale de Bagnères. Cette source, une des plus riches en arsenic, mais trop longtemps étrangère aux études médicales, peut contribuer un jour à faire de cette ville une station thermale du pre-mier ordre.

Il faudrait pour cela que Bagnères ne tardât pas plus long-temps, tout aussi bien dans son intérêt que pour celui des malades, de créer, à l'aide d'une source aussi précieuse, un établissement où se trouveraient réunis tous les moyens que la thérapeutique thermale met aujourd'hui en usage dans un grand nombre de stations.

Marciac (Gers), 5 juillet 1871.

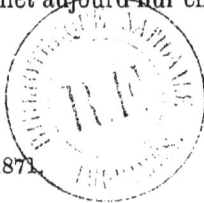

www.ingramcontent.com/pod-product-compliance
Lightning Source LLC
Chambersburg PA
CBHW050441210326
41520CB00019B/6025